ÉTUDE THÉRAPEUTIQUE

SUR LES

EAUX THERMO-MINÉRALES

De LACAUNE

(TARN)

Par M. RASCOL

Docteur-Médecin à Murat

PARIS

IMPRIMERIE ADMINISTRATIVE DE PAUL DUPONT

41, RUE J.-J.-ROUSSEAU (HÔTEL DES FERMES)

1876

ÉTUDE THÉRAPEUTIQUE

SUR LES

EAUX THERMO - MINÉRALES

De LACAUNE

(TARN)

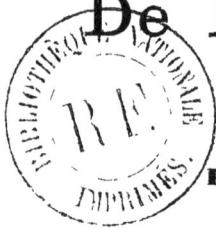

Par M. RASCOL

Docteur-Médecin à Murat

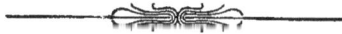

PARIS

IMPRIMERIE ADMINISTRATIVE DE PAUL DUPONT

41, RUE J.-J.-ROUSSEAU (HÔTEL DES FERMES)

—

1876

AVANT-PROPOS

La Notice que nous publions aujourd'hui fut adressée, en 1860, à la *Revue médicale de Toulouse*, par le Dr Rascol. — Depuis lors, l'Établissement des Bains de Lacaune, après avoir joui, pendant quelque temps, d'une juste réputation, s'était vu rapidement abandonné, non pas que ceux qui venaient chercher dans ses eaux la guérison, ou du moins un soulagement à leurs maux, fussent trompés dans leur attente, mais parce que la négligence des propriétaires et des administrateurs devait finir par lasser la patience des plus indulgents et des moins difficiles.

Aujourd'hui, une nouvelle Administration, aidée dans sa tâche par les sympathies du pays tout entier, s'efforcera de rendre aux Bains de Lacaune leur ancienne vogue. — Nous ne croyons pouvoir mieux faire que de débuter par la publication de cette Étude aussi consciencieuse qu'intéressante.

Elle prouvera aux personnes qui voudront bien l'étudier attentivement, que l'expérience, d'accord avec les données de la science, nous démontre d'une manière irréfutable l'efficacité des eaux de Lacaune :

1° Dans les maladies scrofuleuses ;

2° Dans les diverses formes de maladies cutanées, mais principalement dans les formes humides et sécrétantes ;

3° Dans les ulcères atoniques, variqueux, calleux, scrofuleux et dartreux, ordinairement si rebelles à toute médication ;

4° Enfin, dans les diverses localisations de l'état rhumatismal.

C'est donc avec confiance que nous adressons ce premier travail à MM. les Docteurs, car nous sommes convaincus que notre station thermale de Lacaune est appelée à remplir une véritable lacune dans l'art de guérir.

Les résultats déjà obtenus nous permettent d'espérer qu'aucun médecin n'aura jamais à regretter d'avoir conseillé à ses malades nos eaux de Lacaune, qui, dans un avenir prochain, pourront reprendre, parmi les stations thermales les plus renommées, le rang qu'elles semblaient appelées à y tenir.

ÉTUDE THÉRAPEUTIQUE

SUR LES

EAUX THERMO-MINÉRALES

De LACAUNE (Tarn)

PAR

M. RASCOL

Docteur-Médecin à Murat.

⸻⸻⸻

Ce n'est pas une étude complète des Bains de Lacaune que j'entreprends aujourd'hui; je me propose, pour le moment, de donner quelques aperçus sur leurs propriétés et leur emploi thérapeutique.

Depuis plusieurs années, je me suis occupé d'une manière spéciale de l'étude de ces eaux au point de vue médical; ce que je vais en dire est le résultat de mon observation personnelle.

Le plateau de Lacaune offre une végétation riche et abondante ; la fraîcheur de son climat et son altitude, la plus considérable de la chaîne qui sépare les plaines du haut Languedoc de celles du littoral de la Méditerranée, en font un refuge naturel contre les ardeurs de

la canicule qui dévorent cette province. On dirait une
oasis entre deux plaines brûlantes. Il résulte nécessairement de ces conditions climatériques et topographiques
un bien-être moral et physique pour celui qui stationne
à Lacaune pendant la saison de l'été. Loin de contester
le bénéfice que peut en retirer un malade, j'ai hâte de
le constater; mais je dois aussi bien établir que ses
eaux thermales jouissent de propriétés particulières
qu'on ne peut rapporter à l'action du climat et du site.

La meilleure preuve qu'on puisse en fournir, c'est
que la majeure partie des malades traités et guéris à
ces Bains sont, en général, des habitants des localités
voisines, dont le climat, à peu près le même, n'avait su
produire ni guérison ni amélioration, puisque la plupart
des maladies dataient de plusieurs années.

Ce n'est pas la chimie qui a découvert les propriétés
thérapeutiques des Eaux thermales de Lacaune : cette
découverte a été due au hasard et conservée par la tradi-
tion.

Avant la construction de l'Établissement, qui remonte
à dix ans, les eaux étaient reçues dans un bassin des-
tiné à l'irrigation de la prairie au milieu de laquelle se
trouve la source : l'eau de ce réservoir n'offrait en ap-
parence rien de particulier, si ce n'est une température
un peu plus élevée que celle des eaux ordinaires. Cependant les habitants de Lacaune et du voisinage n'hé-
sitaient pas à s'y rendre pour prendre des bains, parce
qu'ils les savaient doués de propriétés précieuses dans
certaines maladies.

L'eau des Bains de Lacaune est thermale ; sa température oscille entre 22° et 24° centigrades. Cette varia-

tion dépend de la plus ou moins grande quantité d'eau non minéralisée qui vient s'y mélanger. La chose est si vraie que la plus grande ascension de la colonne thermométrique plongée dans le bassin arrive à l'époque où ce réservoir est à son niveau le plus inférieur.

Une autre remarque importante résulte de nos observations, c'est que la température est identique aux quatre angles du bassin, tandis que le thermomètre, enfoncé dans l'eau au point d'émergence de la source principale, marque toujours un degré de plus dans ce point que dans tout autre; preuve évidente que l'eau thermale subit un mélange probablement considérable d'autres eaux, ce qui ne permet pas de préciser sa température. Ce mélange doit nécessairement rendre l'analyse chimique plus difficile et moins exacte; il doit aussi diminuer les effets thérapeutiques des Bains. Quoi qu'il en soit, nous avons une analyse chimique, et il a été observé des effets remarquables dans certains états morbides.

L'analyse chimique a été faite, en 1857, par M. Berard, professeur de chimie et doyen de la Faculté de Médecine de Montpellier. Je vais la transcrire avec les notes qui l'accompagnent.

« Six litres de cette eau minérale, exactement mesurés, ont été évaporés à siccité dans une capsule de porcelaine mise avec soin à l'abri de tout corps étranger. Le résidu salin, réuni avec soin, et séché dans l'étuve à huile, a pesé 0 gr. 955 milligrammes. On a reconnu que dans ce résidu il y avait 0 gr. 128 milligr. de sels solubles dans l'eau, et 0 gr. 827 milligr. de sels insolubles.

« Je me borne à présenter ici le résultat de l'analyse par laquelle on a reconnu la matière et la quantité de ces divers sels.

Bicarbonate de soude . .	0.052	milligr.
Chlorure de Sodium. . .	0.039	—
Sulfate de magnésie . .	0.053	—
Carbonate chaux. . . .	0.546	—
Carbonate de magnésie .	0.130	—
Silice, aluminium et oxyde de fer.	0.135	—
Arsenic (traces).		
Substance organique (traces).		

« La présence de la substance organique dans cette eau minérale est très-favorable ; elle a été constatée par une expérience directe ; mais la quantité est faible et n'a pas été déterminée.

« L'existence simultanée dans cette eau minérale du carbonate de soude et du sulfate de magnésie, qui ne peuvent pas se trouver ensemble dans une dissolution, est facilement expliquée par la présence de l'acide carbonique, qui existe évidemment dans cette eau, mais dont la quantité ne pourrait être exactement déterminée que sur les lieux mêmes. C'est bien cet acide qui tient aussi en dissolution les carbonates de chaux et de magnésie qui sont insolubles dans l'eau pure.

« Cette eau, par la nature des substances qu'elle contient, doit être rangée dans la classe des eaux gazeuses et alcalines; mais la faible portion de gaz qu'elle contient donnerait à penser qu'elle est mêlée avec beaucoup d'eau pure. »

Telle est l'analyse qui m'a été communiquée, portant la signature de l'éminent professeur de Montpellier, à la date du 24 mars 1857.

Mon ami, le docteur Martin de Vabre, a donné (*Notice historique, topographique et médicale sur les Eaux salines thermales de Lacaune*) une analyse du même chimiste qui n'est pas identique avec celle que je viens de transcrire. Cette différence ne peut provenir que de l'inexactitude du copiste qui lui a transmis la note de cette analyse.

Sans chercher la place que l'Eau minérale de Lacaune doit occuper dans les diverses classifications, il doit nous suffire de savoir que M. Bérard la regarde comme alcaline et gazeuse.

Les effets physiologiques varient avec une foule de circonstances dépendant soit du mode d'administration, soit de la dose, soit des dispositions et de l'état du malade. Il est néanmoins possible de préciser quelques données générales d'après l'ensemble des faits observés.

En boisson, l'Eau minérale de Lacaune offre une saveur fade qui n'a cependant rien qui répugne au goût. Prise à la dose de trois à quatre verres le matin, à jeûn, et mêlée au vin pendant les repas, elle excite les sécrétions intestinales et urinaires, pousse à la peau et stimule les fonctions digestives. Prise à dose plus considérable le matin, à jeûn, elle peut provoquer des selles et produire même une diarrhée de courte durée.

En bains, son action, variable avec les tempéraments, peut être simplement tonique, mais, le plus souvent, excitante, à un haut degré quelquefois. Il est rare

2

qu'une personne prenne un bain à Lacaune sans éprouver un éréthisme général à la peau, avec chaleur, démangeaison et excitation des sens génésiques ; le bain
est suivi d'insomnie avec agitation la nuit d'après.
Immédiatement, en sortant de l'eau, les membres sont
plus souples, plus dégagés, et l'on se sent une agilité
nouvelle. Ces effets ne se reproduisent pas à la suite de
chaque bain avec la même intensité, et, après deux ou
trois, la tolérance s'établit en général. L'impression
que reçoit le corps au contact de cette eau est plus
grande chez les sujets nerveux, chez les femmes surtout,
et l'excitation qui en résulte est telle dans certaines
circonstances, que le bain ne peut être supporté. J'ai vu
une dame, très-avancée dans sa grossesse, qui, ne tenant pas compte de mes avis, voulut prendre un bain ;
elle eut hâte d'en sortir après quelques minutes. Un
homme du monde, qui avait voulu prendre un bain de
propreté, fut fort surpris de l'excitation et du malaise
qui suivirent ce bain, et il traduisit sa rancune contre
l'eau minérale, en disant qu'elle ne valait rien, *puisqu'elle avait failli le tuer.* Singulière manière de rendre
hommage à la vérité, à son insu, et en cherchant à l'obscurcir !

L'homme sain ou malade qui se plonge dans cette
eau a à redouter, ici plus qu'ailleurs, le mouvement
congestionnel vers la tête, mouvement qui se produit
constamment en pareil cas ; aussi ne doit-on jamais
négliger l'application des réfringérants sur la tête au
moment de l'immersion. J'ai vu beaucoup de personnes
sérieusement incommodées pour n'avoir pas usé de ce
moyen ; j'en ai vu tombant en apoplexie dans le bain.

Cette action si énergique ne doit être rapportée qu'à la puissance des principes minéralisateurs.

« L'indication des douches ne saurait être déduite en rien de la nature des eaux minérales, » dit M. Durand-Fardel ; aussi n'avons-nous rien de particulier à signaler sur les douches de Lacaune qui ne rentre dans les notions acquises sur la douche en général.

Les données expérimentales qui précèdent concordent avec l'observation des faits étudiés pour faire proscrire les Eaux minérales de Lacaune dans tout état aigu et fébrile.

On conçoit, en effet, que l'excitation qui résulte de leur emploi, ne se produirait-elle qu'au plus faible degré, doit ajouter un élément nouveau à la maladie ou surexciter ceux qui la constituent.

A ce propos, je puis rapporter le fait d'un jeune homme atteint de blennorrhagie. Après deux bains, il vit sa maladie acquérir toute la violence d'un état sur-aigu. Cet exemple, auquel on pourrait en ajouter d'autres, permet de préjuger les avantages que peuvent offrir les eaux de Lacaune employées avec intelligence dans le sens de la méthode thérapeutique, dite substitutive.

Arrivons à l'action thérapeutique la plus importante, et voyons quelles sont les maladies qui sont le plus avantageusement traitées par ce moyen, et comment elles sont traitées.

On ne peut invoquer ici que les faits cliniques ; seuls, ils peuvent nous guider dans nos appréciations. Ne pouvant donner une étendue trop considérable à ce travail, je ne citerai que peu d'observations ; mais mes appréciations seront toutes basées sur un ensemble assez considérable de malades dont j'ai consigné l'histoire dans mes notes.

I.

Les diverses manifestations de la diathèse scrofuleuse occupent le premier rang parmi les maladies traitées aux Bains de Lacaune.

Cette affection, de beaucoup la plus commune dans nos contrées, où la richesse de la végétation, la pureté et l'oxygénation de l'air sembleraient un obstacle à ses envahissements, trouve un aliment dans l'insuffisance d'une nourriture trop peu animalisée, dans l'insalubrité et l'exiguïté des habitations que l'homme partage souvent avec les animaux, et enfin dans la malpropreté de ses habitants et l'excès de fatigue qu'exigent d'eux les travaux agricoles dans un court espace de temps. L'humidité, qui se fait sentir d'une manière presque continue, doit aussi être invoquée comme cause de scrofules. Telles sont les causes générales de cet état morbide, qui fournit à lui seul plus des deux tiers des maladies chroniques que nous observons ici.

Les désordres produits par la maladie scrofuleuse portent sur les systèmes osseux et lymphatiques.

Sur le système lymphatique, ce sont des engorgements ganglionnaires, stationnaires pendant des années, finissant par abcéder, et laissant un trajet fistuleux très-long à se fermer et facile à se rouvrir.

Les engorgements ganglionnaires sont, en général, réduits de moitié après une quinzaine de bains.

Les trajets fistuleux en exigent un nombre moins considérable pour se fermer, c'est-à-dire une douzaine.

Telle est la moyenne de mes observations.

Les lésions du système osseux caractérisent les tumeurs blanches, ou constituent des suppurations entretenues par la nécrose ou la carie des diverses pièces de la charpente humaine; la lenteur que ces maladies affectent dans leur marche, qui dure des années, tient à la longueur du temps nécessaire pour l'élimination des parties mortifiées, et la cicatrisation du point de l'os qui fournit le pus.

Je puis établir, d'après un nombre imposant d'observations, que, sous l'influence des Bains de Lacaune et de l'injection de leur eau dans les trajets fistuleux, la durée de ces actes médicateurs est singulièrement abrégée.

Je choisis dans mes notes une observation dont le sujet, porteur des deux manifestations scrofuleuses dont il vient d'être question, se retira de Lacaune avec une guérison locale, d'une amélioration de l'état général qui promet bonne santé.

1ʳᵉ Observation. — Suzette Gary, de Mazamet, âgée de trente-deux ans, de petite taille, est un type scrofuleux. Dans son enfance, elle avait eu au cou des glandes engorgées et suppurées, et porte sur cette partie des cicatrices écrouelleuses. Vers 1856, elle eut au flanc gauche une tumeur scrofuleuse indolente; au bout de trois mois, il en sortit du pus. A peine la ci-

catrisation avait eu lieu, une éruption 'générale se manifesta sur tout le corps, avec un suintement ichoreux et
purulent. En même temps, sur le sein droit, apparut
une tumeur qui abcéda à la longue, et fournit encore
du pus à son arrivée à Lacaune. Le sein gauche avait
été le siége d'un pareil engorgement, qui avait fourni
du pus ; aujourd'hui, il y a une cicatrice. On lui admi-
nistra successivement l'huile de foie de morue, les
préparations d'iode, de noyer, et des bains sulfureux.
L'insuffisance de ces moyens décida son médecin,
M. Montsarrat, à l'envoyer aux bains de Lacaune.
Suzette arriva le 21 juin 1868. Voici ce qu'elle pré-
sentait à cette époque :

Sein droit induré dans une assez grande étendue,
depuis huit mois, et pourvu d'un trajet fistuleux pro-
fond, qui donne passage depuis trois mois à du pus mal
lié. L'état général de cette fille est assez bon, les fonctions digestives s'exécutent bien. On aperçoit la cicatrice irrégulière du flanc et du sein gauche, dont l'aspect indique la nature. L'éruption sécrétante persiste à
un moindre degré. Le sourcil gauche est le siége d'un
écoulement purulent qui paraît avoir son siége dans la
partie osseuse correspondante.

Après une dizaine de bains, l'éruption et le suintement ont à peu près disparu ; vers le quinzième, la
fistule du sein droit et celle du sourcil gauche ont
cessé de couler et se sont fermées, l'induration du sein
a diminué notablement. Néanmoins, il apparaît de temps
à autre un suintement puriforme sur le sourcil. Elle se
retire après vingt-cinq bains.

A peine rentrée chez elle, une esquille se détache de

l'arcade sourcilière, et peu de jours après, le trajet qui avait offert une issue à cette portion d'os, se ferme définitivement, produisant, par la cicatrisation, un ectropion de la paupière supérieure. A dater de ce moment, la santé de cette fille fut consolidée, l'éruption ne se manifesta plus, et aucun engorgement ne se reproduisit.

Le 17 juillet 1859, Suzette revint à Lacaune pour consolider sa guérison. Le 20 juillet, après trois bains, un état scorbutique se déclara, et l'emploi d'une médication appropriée lui permit de repartir le 3 août, sans avoir pu user des bains de Lacaune.

Le doute n'est pas permis sur la nature scrofuleuse des divers accidents dont était affligée Suzette Gary. L'éruption pustuleuse et le suintement qui l'accompagnait sont supprimés par les dix premiers bains.

Le sein droit a beaucoup diminué de volume après le quinzième bain ; l'écoulement dont il était le siége s'est tari, et le trajet fistuleux qui lui donnait passage s'est définitivement fermé à la même époque.

Le trajet fistuleux du sourcil gauche, qui parut un moment guéri en même temps que le précédent, donna encore passage à un léger suintement, qui indiquait que son occlusion n'était pas complète. Si l'on tient compte des tissus intéressés dans ce point, on s'expliquera parfaitement cette guérison apparente. Les tissus mous ont été cicatrisés par l'excitation qu'ils ont reçue du contact de l'eau minérale ; il n'a pu en être de même de la surface osseuse altérée qui fournissait le pus. Ce dernier, cherchant à se faire jour au dehors, a nécessairement rouvert la cicatrice du conduit éliminateur. Cette interprétation est justifiée par les faits qui ont suivi. En effet, après l'élimination du séquestre, qui ne se fit pas attendre longtemps, la cicatrisation définitive eut lieu.

La quatrième observation du docteur Martin est un exemple remarquable de guérison de scrofules par les Eaux de Lacaune.

Pour résumer mes appréciations, il me suffira de dire que les scrofuleux ont été bien traités par les Eaux de Lacaune. Chez bon nombre de malades, les trajets fistuleux ont été fermés, et le foyer qui fournissait le pus a été tari ; chez d'autres, la suppuration a été seulement diminuée.

Des tumeurs blanches suppurées ont marché rapidement vers cette amélioration qui équivaut à une guérison, attendu que cette dernière est l'œuvre d'un temps indéterminé, mais toujours très-long.

D'autres tumeurs blanches non suppurées, indolentes, avec gonflement considérable de l'articulation, ont été résolues, sinon en entier, du moins en grande partie.

Quelques malades atteints d'une carie scrofuleuse, ont vu survenir, après un certain nombre de bains, la sortie d'esquilles dont l'issue eût probablement demandé des mois pour s'effectuer.

Des engorgements glandulaires considérables, de vieille date, ont beaucoup diminué par l'action des bains.

Les ophthalmies scrofuleuses anciennes ont été, les unes, notablement améliorées, les autres, à peu près guéries.

La cachexie scrofuleuse elle-même a trouvé une amélioration inespérée dans l'usage de l'eau thermo-minérale. Bon nombre de malades de cette catégorie avaient déjà pris les bains de mer sans en avoir retiré les effets que leur ont produit ceux de Lacaune.

Les dartreux ont été guéris ou soulagés par l'usage des bains de Lacaune.

Sans donner trop d'étendue à cette assertion, on comprendra qu'il en soit ainsi, si, partageant l'opinion de M. Gibert, on sait reconnaître une filiation fréquente entre la dartre et la scrofule. Cette dernière, selon cet auteur, joue le principal rôle dans la génération des maladies cutanées, avec lesquelles elle coexiste souvent chez le même sujet.

Il est un préjugé très-répandu dans le monde, je dirai même parmi les médecins : c'est de regarder le soufre comme le spécifique de toute maladie cutanée. Du moment que l'analyse et l'odeur des eaux de Lacaune n'y décèlent pas une quantité notable de ce corps, il peut paraître extraordinaire qu'on leur attribue une vertu anti-dartreuse. Il faut reconnaître que dans bien des cas, certaines eaux sulfureuses ont une supériorité incontestable ; mais on ne doit pas perdre de vue aussi que l'intensité de l'excitation qu'elles produisent sur la peau, aggrave plus d'une fois ces affections, et est plus nuisible qu'utile. C'est ce qui a fait dire à M. Patissier, que le soufre a aggravé cent fois plus de maladies cutanées qu'il n'en a guéries. (*Rapport sur le Service médical des établissements thermaux pour les années 1851-1852*, page 195.)

Ces considérations exposées, je reprends mon appréciation clinique.

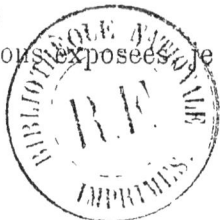

Loin de moi l'idée de prétendre ériger ces bains en spécifique des diverses formes de cette affection protéique; je reconnais hautement qu'il est des manifestations dartreuses mieux traitées que d'autres. D'une manière générale, les maladies cutanées humides, sécrétantes, sont celles qui ont été le mieux traitées et le plus souvent guéries à Lacaune, tandis que les sèches n'ont pas été aussi avantageusement modifiées.

2e Observation. — Parmi les cures les plus remarquables dont j'ai été témoin, je citerai celle d'Anne Julien, âgée de cinquante-cinq ans, domestique à Castres. Cette fille avait le bout du nez envahi par une dartre rongeante depuis 1852. Elle me dit avoir employé, pendant six ans, inutilement une foule de traitements, tels que cautérisation, iodes et huile de foie de morue à l'intérieur, bains sulfureux artificiels et naturels pendant trois saisons à Luchon. Voyant l'insuccès de ces moyens et les progrès du mal, M. le docteur Mahuziés, de Castres, l'envoya à Lacaune en 1858. Après 25 bains, la surface malade avait diminué des deux tiers, et dans l'intervalle de cette saison à celle de 1859, elle n'eut qu'une hémorrhagie par la plaie, tandis qu'elle en avait fréquemment les autres années.

En 1859, elle revint à Lacaune passer le mois de juillet et repartit entièrement guérie après 24 bains.

Les affections pustuleuses sont, d'après mon expérience, les mieux traitées et le plus promptement guéries. En voici un exemple frappant :

3e Observation. — Étienne Roque, de Condomines

(commune de Murat), fort robuste, bilioso-sanguin, âgé de vingt-deux ans, venait de moissonner dans les environs de Béziers ; en arrivant chez lui, il eut hâte d'aller pêcher dans un ruisseau dont les eaux vives sont excessivement froides. A dater de ce moment, il ne put plus travailler, les bras s'engourdirent, et après quatre jours, une éruption pustuleuse, à gros grains, les recouvrait en entier ; il se présenta à moi dans cet état ; je l'envoyai à Lacaune, d'où il repartit littéralement guéri après 10 bains.

Le docteur Martin relate dans sa Notice trois observations d'affections dartreuses parfaitement guéries par les bains de Lacaune (7e, 8e et 9e observations).

De ces faits et de plusieurs autres dont j'ai été témoin, il est permis de conclure à l'efficacité des eaux de Lacaune dans le traitement des maladies cutanées. Parmi ces dernières, je distingue les formes humides et sécrétantes comme étant plus vite et plus favorablement traitées par ce moyen.

II.

Les ulcères sont, après les scrofules, la classe de maladies qui m'a fourni les sujets d'observation les plus nombreux. Ce sont principalement des ulcères des jambes que j'ai eu occasion d'étudier, sous la forme atonique, variqueuse ou calleuse.

La plupart des malades de cette catégorie portaient l'ulcération sur un fond variqueux qui occupait une étendue plus ou moins considérable à l'entour de la solution de continuité; une coloration lie de vin distinguait cette surface envahie. Les premiers bains produisent une rétraction du réseau vasculaire, soit dans l'intérieur de l'ulcère, soit sur son pourtour; la surface dénudée prenait un aspect plus vif, moins blafard ; chaque jour amenait une amélioration nouvelle, et, en définitive, la plupart ont été guéries après une vingtaine de bains généraux, auxquels on ajoutait chaque soir un bain local avec l'eau minérale.

Ce résultat n'a pas été constant chez tous les malades; ceux dont les ulcères n'étaient pas anciens, ont généralement vu les choses se passer ainsi, tandis que ceux dont le mal remontait à plusieurs années, se sont le plus souvent contentés d'une amélioration plus ou moins considérable. Dans ce cas, une seconde saison, en général, a suffi pour la guérison. D'autres fois, la cure n'a eu lieu qu'après la troisième année.

J'ai vu enfin des ulcères de très-vieille date, occupant une vaste étendue, devenus en quelque sorte constitutionnels, qui n'ont pu être guéris, mais ont obtenu une amélioration bien sensible.

Voici l'observation d'un énorme ulcère calleux de la jambe gauche qui a été guéri par l'emploi des eaux de Lacaune, répété pendant trois années consécutives.

4e **Observation.** — Cros (Pierre), de Pierre-Ségade (Tarn), lymphatico-sanguin, âgé de quarante-deux ans, vit survenir vers 1848 un ulcère à la jambe gauche, à la suite d'un furoncle. Il traîna son mal jusqu'en 1860, après avoir assayé inutilement divers traitements qui lui furent prescrits. A cette époque son médecin, M. Bon, le dirigea sur Lacaune.

La moitié des deux tiers inférieurs du membre est envahie par une ulcération énorme qui contourne la jambe de manière à former un demi-anneau. Les bords sont exhaussés et tuméfiés, la plaie est profonde et a détruit deux travers de doigt dans l'épaisseur des tissus. La surface est d'un gris violet, sans traces de granulation.

En 1860, il a pris 24 bains qui ont amené une amélioration marquée, et l'ulcère a été réduit d'une manière bien sensible. Ces effets ne furent pas de longue durée, une fois le malade rentré chez lui.

En 1861, il revint à Lacaune dans un état pareil à celui de l'année précédente, et repartit après 20 bains, avec une amélioration plus marquée que la première fois; mais ce mieux ne fut guère plus durable.

En 1862, il revint le 16 juillet. La description déjà donnée de son ulcère en 1860, s'adapte parfaitement à son état actuel.

Le 23 juillet, la moitié de la solution de continuité est cicatrisée, le restant offre un aspect satisfaisant. Le 28, après 24 bains (deux par jour), la plaie est réduite au tiers de l'état primitif et marche vers la cicatrisation; l'aspect en est bon, les granulations qui la recouvrent sont rouges, vives; les bords sont dégorgés, abaissés et nivelés avec le milieu de l'ulcère.

Le 4 août, le malade repart, sans que la cicatrice soit complétement effectuée, mais peu s'en faut. Quelques jours auraient suffi pour achever une guérison que je n'hésite pas à regarder comme complète. Il y a moins à s'étonner dans ce cas de la lenteur avec laquelle la guérison est arrivée qu'à admirer la puissance médicatrice capable de fermer un ulcère qui avait douze ans de date et occupait un grand tiers de la jambe.

Les ulcères entretenus par les diathèses scrofuleux et herpétiques ont été très-bien traités par les eaux de Lacaune. On devait s'y attendre en connaissant leurs bons effets dans ces deux affections. La 5ᵉ et la 6ᵉ observation du docteur Martin relatent deux faits de guérison d'ulcères dartreux remarquables à divers titres.

Les plaies anciennes, sans caractère ulcéreux, ont guéri très-rapidement au contact des eaux de Lacaune. Les plaies récentes soumises à ce traitement n'ont pas eu la rapidité de cicatrisation de la réunion immédiate; mais leur occlusion a été très-prompte et s'est opérée presque sans suppuration.

Les surfaces variqueuses qui entourent d'ordinaire les divers ulcères que j'ai observés ont été toujours promptement améliorées et réduites quant à leur vascularité et à leur étendue.

En somme, il résulte de mes observations :

1° Que les ulcères variqueux, atoniques, calleux, scrofuleux et dartreux, traités à Lacaune, ont été guéris dans la proportion de trois sur quatre ;

2° Ceux qui, par leur ancienneté et leur étendue, étaient devenus, en quelque sorte, constitutionnels, ont éprouvé une amélioration qu'aucun autre moyen n'avait pu leur procurer ;

3° Les plaies anciennes ont eu une cicatrisation plus rapide par l'usage des bains que dans les conditions ordinaires.

III.

L'affection rhumatismale s'est souvent présentée à mon observation parmi les baigneurs de Lacaune. Son action portait tantôt sur le système musculaire, tantôt sur les articulations, tantôt sur les viscères; d'autres fois elle affectait une forme vague, indéterminée, sans siége précis.

Toutes ces diverses manifestations rhumatismales ont été notablement soulagées ou guéries après une vingtaine de bains. Je ne trouve, dans mes notes, aucun cas de rhumatisme que l'action des bains n'ait amélioré plus ou moins d'une manière assez rapide.

Les trois premières observations du docteur Martin attestent la guérison de rhumatismes articulaires, ayant de deux à vingt ans de date. Le résultat a été obtenu après une trentaine de bains. Je me contenterai de rapporter l'observation suivante :

5ᵉ **Observation.** — Combés (Pierre), cordonnier à Réalmont, âgé de cinquante et un ans, fort robuste, fut pris, il y a un an, de douleur rhumatismale, siégeant d'abord à l'index gauche, puis au droit, ensuite aux reins et derrière le cou. Divers moyens, parmi lesquels les antiphlogistiques et les sudorifiques, procurèrent une diminution des douleurs; il n'en resta pas moins à Combés des douleurs assez vives et une raideur générale rebelles à toute médication. Le docteur Belloc, de Réalmont, l'envoya à Lacaune dans cet état.

Il arrive aux bains le 1ᵉʳ août 1859.

Le 5 août, après 4 bains d'une heure chacun, des sueurs abondantes se déclarèrent et la liberté des mouvements revint en grande partie.

Le 17, après 16 bains, il n'y a plus de raideur ni de gêne pour les mouvements, la douleur a disparu, excepté derrière le cou, où elle persiste à un moindre degré.

Le 22, Combés est tout à fait guéri et ne conserve de sa maladie qu'un peu de pesanteur de tête qui dure depuis longtemps, mais qui est actuellement bien diminué. Il part le 23.

Des faits observés en assez grand nombre pendant plusieurs années, je me crois en droit de conclure à l'efficacité constante des eaux de Lacaune dans les diverses manifestations rhumatismales. Quelques faits m'ont porté à croire que l'état aigu rhumatismal ne doit guère s'accomoder de ce traitement. Voici, en effet, ce dont il me souvient : deux baigneurs qui présentaient cette affection dans sa période d'acuité se trouvèrent si incommodés des deux premiers bains, que je crus devoir les engager à se retirer, ce qu'ils firent en effet.

IV.

Jusqu'ici il n'a été question que de l'action des bains dans des états morbides déterminés. Il est un autre ordre de maladies dépendant, soit d'un vice ou d'un défaut de l'innervation, soit d'un manque de forces radicales, se faisant sentir sur l'économie entière ou sur un organe en particulier, pour lesquelles les eaux de Lacaune ont été employées avec succès. C'est même dans cette classe de malades que j'ai eu occasion d'observer les résultats les plus remarquables. Le nombre d'observations que je possède de cette espèce n'étant pas considérable, je vais les rapporter à peu près toutes aussi brièvement que possible.

6ᵉ **Observation**. — Je fus consulté en 1867 par un homme de vingt-huit ans, marié depuis six mois, et atteint d'impuissance par suite d'habitudes honteuses qu'il avait contractées depuis une dizaine d'années. Après avoir employé en vain tous les moyens toniques et excitants usités en pareil cas, je l'envoyai à Lacaune; 25 bains suffirent pour le mettre sur pied, et aujourd'hui il est père de quatre enfants.

7ᵉ **Observation**. — En 1859, j'ai dirigé le traitement thermal d'Escande (Étienne), de Tioïs (près Lacaune), âgé de quarante ans, qui, à la suite d'une fracture consolidée des deux os de la jambe droite, ne pouvait s'appuyer sur son membre, ni le mouvoir. 24 bains lui rendirent les forces et lui permirent de se débarrasser des béquilles dont il était obligé de se servir.

8ᵉ **Observation**. — Dans la même année, j'ai vu aux bains un malade envoyé par M. le docteur Belloc, de Réalmont. Voici son histoire abrégée :

Rullaud, de Réalmont, âgé de cinquante-neuf ans, maigre, sec, nerveux, avait été traité pendant plusieurs

années pour diverses névralgies provenant d'un état
anémique qui lui avait enlevé les forces au point qu'à
son arrivée à Lacaune, il ne pouvait pas manger et ne
parlait qu'à voix basse. Après 15 bains, sa figure avait
repris un bon teint, l'appétit était revenu, les digestions
se faisaient bien, il avait acquis un certain enbompoint,
mais surtout des forces ; il n'était plus reconnaissable et
sa voix était sonore. Il repartit dans cet état ; j'ignore si
la guérison s'est démentie.

9ᵉ Observation. — Le cas le plus remarquable est
celui d'un jeune homme de dix-huit à vingt ans, appar-
tenant à une famille marquante du département du Tarn,
qui m'avait été adressé par un de mes confrères, son
proche parent. Ce jeune homme, anémique, avait le
teint pâle et décoloré ; il était sans forces, sans appétit ;
ses chairs étaient molles, flasques, la moindre fatigue
l'essouflait, et il avait plusieurs fois le jour des hé-
morrhagies nasales qui achevaient de l'épuiser. Voici ce
que j'écrivais à mon confrère par le retour de son parent
qui avait pris environ trente bains : « Madame X... et
son fils vous reviennent satisfaits, j'ai tout lieu de le
croire, des thermes de Lacaune. Pour mon compte je
suis émerveillé des résultats qu'y a obtenus M. Y...
L'anémie dont il était atteint, le relâchement et la pâleur
des tissus qui s'ensuivaient, ont, si je ne me trompe,
cédé la place à un état opposé. »

A part les maladies dont il vient d'être question, il en
est un bon nombre d'autres pour lesquelles on a eu
recours aux eaux de Lacaune ; je ne puis contester ni
établir leur efficacité, parce que je ne possède pas un

nombre suffisant d'observations pour me prononcer avec connaissance de cause.

Quoi qu'il en soit, je ne désespère pas de recueillir avec le temps les matérianx nécessaires pour compléter un jour l'étude que je commence aujourd'hui.

———

Il ne me reste plus qu'à me résumer dans quelques propositions sommaires qui serviront de conclusion.

Les eaux minérales de Lacaune sont thermales.

Elles jouissent de propriétés physiologiques différentes de celles de l'eau ordinaire.

Elles possèdent, en outre, des propriétés thérapeutiques constatées par une étude clinique de plusieurs années. Ces propriétés thérapeutiques ont été utilisées avec un succès constant :

1° Dans les maladies scrofuleuses ;

2° Dans les diverses formes de maladies cutanées, mais principalement dans les formes humides et sécrétantes ;

3° Dans les ulcères atoniques, variqueux, calleux, scrofuleux et dartreux ;

4° Dans les diverses localisations de l'état rhumatismal ;

5° Dans quelques maladies provenant soit d'un défaut

ou d'un vice de l'innervation, soit d'un manque ou d'une perversion des forces radicales, affectant l'économie entière, ou un organe en particulier.

L'observation de nouveaux faits en nombre suffisant est nécessaire pour préciser la valeur de ce moyen dans le traitement de certaines autres maladies, contre lesquelles on l'a employé avec des succès divers.

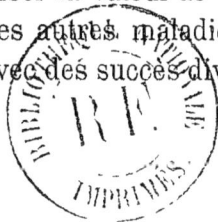

Paris-Imp. PAUL DUPONT, 41 rue Jean-Jacques-Rousseau. 1859 5.76

133

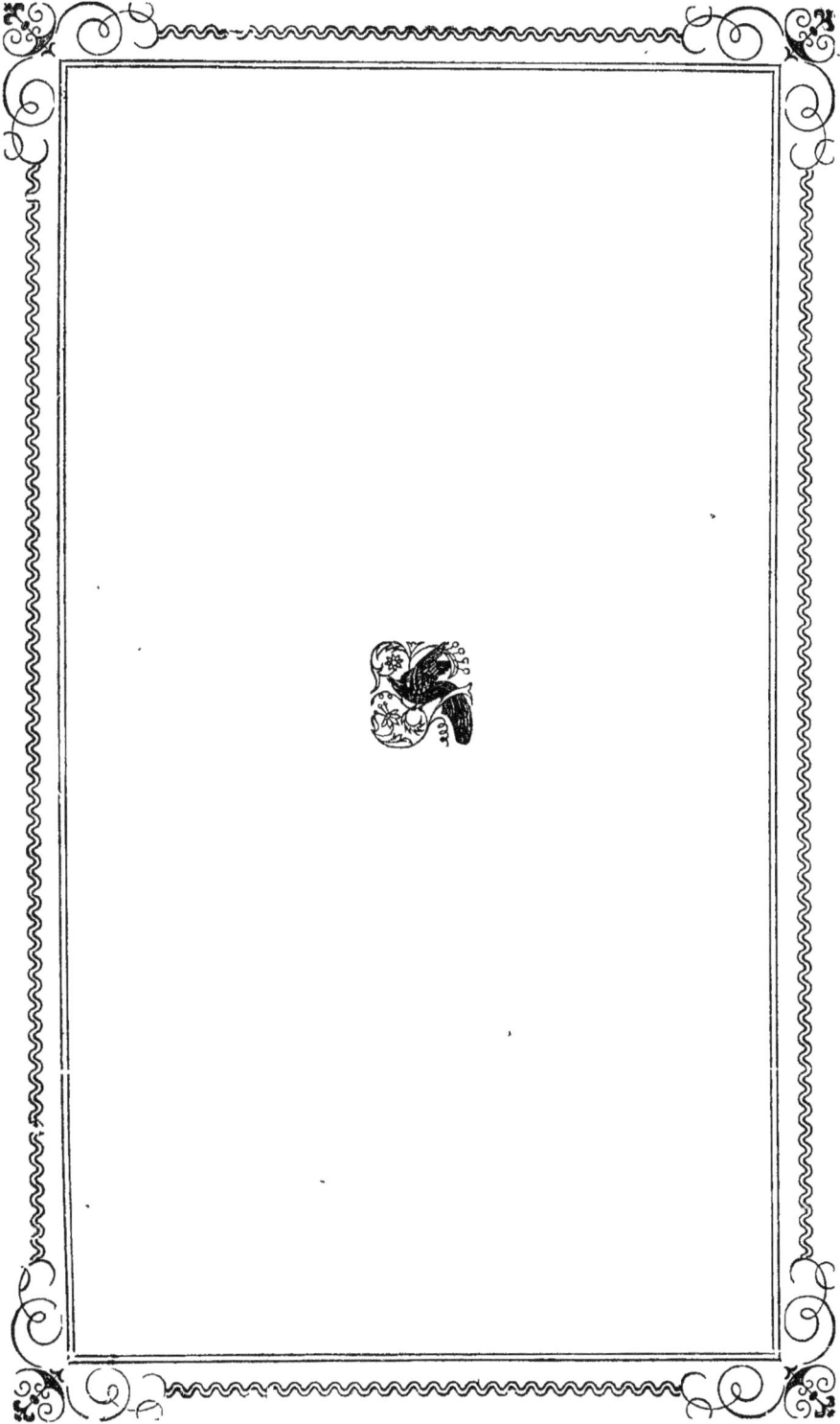

www.ingramcontent.com/pod-product-compliance
Lightning Source LLC
Chambersburg PA
CBHW060500200326
41520CB00017B/4863